Prävention psychischer Belastungen in einer öffentlichen Verwaltungsbehörde

Bianca Adler

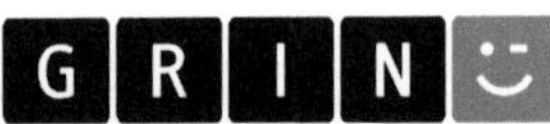

Bibliografische Information der Deutschen Nationalbibliothek:

Die Deutsche Nationalbibliothek verzeichnet diese Publikation in der Deutschen Nationalbibliografie; detaillierte bibliografische Daten sind im Internet über http://dnb.d-nb.de abrufbar.

ISBN: 9783963558191
Dieses Buch ist auch als E-Book erhältlich.

Fallstudie

Prävention psychischer Belastungen in einer öffentlichen Verwaltungsbehörde

abgegeben am 20.10.2020
SRH Fernhochschule

Modul: Arbeit und Gesundheit
Studiengang: Prävention und Gesundheitspsychologie (M.Sc.)

von
Bianca Adler

Inhaltsverzeichnis

Abbildungsverzeichnis

Abkürzungsverzeichnis

BAAM®	Beurteilung von Arbeitsinhalten, Arbeitsorganisation, Mitarbeiterführung und sozialen Beziehungen
BGF	Betriebliche Gesundheitsförderung
BGM	Betriebliches Gesundheitsmanagement
SPA	Screening psychischer Arbeitsbelastung

1 Einleitung

In der heutigen Zeit ist der moderne Arbeitsmarkt „durch zunehmende Komplexität, Flexibilisierung, stetige Veränderung in Form von neuen Technologien und steigendem Zeit- und Leistungsdruck gekennzeichnet" (Neuner, 2019, S. 1).

Diese und noch weitere Faktoren können sich als psychische Belastungen auf die Mitarbeiter* auswirken und infolgedessen auch zu psychischen Erkrankungen führen (Neuner, 2019, S. 1). Betrachtet man die Fehltage der Deutschen, ist zu erkennen, dass neben den Atemwegserkrankungen und Krankheiten des Bewegungsapparates insbesondere auch die psychischen Störungen für den Krankenstand verantwortlich sind. Zu diesem Ergebnis kam beispielsweise die Techniker Krankenkasse bei ihrem Gesundheitsbericht (Techniker Krankenkasse, 2020, S. 3). Auch die Kranken-versicherung BKK gibt in ihrem Bericht an, dass vor allem psychische Erkrankungen für Arbeitsunfähigkeitstage verantwortlich sind. So sind 2018 15,7 Prozent der Arbeitsunfähigkeitstage auf psychische Störungen zurückzuführen – dies entspricht ca. drei Arbeitsunfähigkeitstagen pro versichertem Erwerbstätigen (Knieps & Pfaff, 2019, S. 27).

Auch auf europäischer Ebene wurden die Arbeitsbedingungen untersucht und festgestellt, dass beispielsweise eine erhöhte Arbeitsintensität kombiniert mit begrenztem Entscheidungsspielraum und fehlender Unterstützung im Zusammenhang mit erhöhtem Erkrankungsrisiko steht (Eurofound, 2017, S. 51). Diese und weitere psychosoziale Risiken können dazu führen, dass ein Mensch mit seinen Arbeitsanforderungen überfordert ist. Arbeitsanforderungen per se machen nicht krank. Je nachdem, wie sehr die Resilienz und die Bewältigungsmechanismen eines Mitarbeiters ausgeprägt sind, beeinflusst dies, ob bestimmte Arbeitsanforderungen und andere Faktoren bei der Person Stress auslösen. Wenn diese zu einem dauerhaften Stress führen und keine Bewältigung dessen möglich ist, wirkt sich dies auf die Gesundheit negativ aus (Fischer, Diedrich, Rössler & Kleinlercher, 2015, S. 23–30).

Um in Unternehmen psychischen Erkrankungen von Beschäftigten entgegenzuwirken, wird anhand einer psychischen Gefährdungsbeurteilung versucht, die auslösenden Faktoren zu entdecken und Präventionsmaßnahmen abzuleiten und so die Auftretenswahrscheinlichkeit psychischer Störungen zu reduzieren (Treier, 2019, S. 8). Dabei stehen die „Faktoren, die eine durch die Tätigkeit bedingte psychische Fehlbelastung verursachen und sich negativ auf die Leistungsfähigkeit der Mitarbeiter auswirken können" (Neuner, 2019, S. 6), im Vordergrund.

---

*Allein aus Gründen der besseren Lesbarkeit wird auf die gleichzeitige Verwendung männlicher und weiblicher Sprachformen verzichtet. Sämtliche Personenbezeichnungen gelten für beide Geschlechter.

1.1 Problemstellung und Zielsetzung

Die Ermittlung psychischer Belastungen am Arbeitsplatz ist nicht nur erwünscht, sondern auch in Deutschland gesetzlich vorgeschrieben, um die Mitarbeiter zu schützen. Im Arbeitsschutzgesetz wird im Paragraf 5 festgehalten, dass der Arbeitgeber Gefährdungen ermitteln und erforderliche Maßnahmen einleiten muss. Es wird explizit auch auf eine Möglichkeit der Gefährdung aufgrund psychischer Belastungen hingewiesen.

Der örtliche Personalrat einer Verwaltungsbehörde des öffentlichen Rechts hat bemängelt, dass es für die 1800 Mitarbeiter bisher keine Gefährdungsbeurteilung psychischer Belastungen am Arbeitsplatz gibt. Der Auftrag dieser Fallstudie besteht darin, ein Konzept zur Überprüfung der psychischen Belastungen am Arbeitsplatz und einen wissenschaftlich fundierten Ansatz zur Prävention psychischer Belastungen am Arbeitsplatz für die Mitarbeiter zu entwickeln.

1.2 Aufbau der Arbeit

Die vorliegende Fallstudie soll zunächst die theoretischen Grundlagen abbilden, indem das Betriebliche Gesundheitsmanagement (BGM) definiert wird. Anschließend folgt die Auseinandersetzung mit den psychischen Belastungen am Arbeitsplatz und die psychische Gefährdungsbeurteilung wird genauer beleuchtet.

Im nächsten Kapitel sollen die theoretischen Grundlagen in der Praxis verwendet werden. Zunächst wird die Auswahl des Analyseinstruments der psychischen Gefährdungsbeurteilung erläutert. Danach wird das Konzept zur Überprüfung und Prävention psychischer Belastungen am Arbeitsplatz der Verwaltungsbehörde vorgestellt. Zuletzt werden potenzielle Präventionsangebote beschrieben.

Die Fallstudie endet mit einer Diskussion und Ausblick.

2 Theoretische Grundlagen

In diesem Kapitel sollen die Grundlagen für die Erstellung des Konzepts zur Überprüfung psychischer Belastungen am Arbeitsplatz abgebildet werden. Zudem ist dieser Blick auf die Theorie notwendig, um auch die potenziellen Präventionsangebote für die Mitarbeiter abzuleiten.

2.1 Betriebliches Gesundheitsmanagement

Das BGM soll die Mitarbeiter zu einem gesundheitsförderlichen Verhalten befähigen, indem vor allem Rahmenbedingungen, Strukturen und Prozesse gesundheitsförderlich entwickelt und umgesetzt werden. Um dies bewerkstelligen zu können, sollte die Unternehmensleitung von der Wichtigkeit des BGM überzeugt sein (Habermann-Horstmeier, 2019, S. 40).

BGM ist systematisch und nachhaltig aufgebaut und geht über das Anbieten reiner Gesundheitsförderungsmaßnahmen hinaus. Ein gut funktionierendes BGM ist nur dann möglich, „wenn das Streben nach Gesundheit im Betrieb zur gleichwertigen Aufgabe wie das Streben nach Null-Fehler in der Produktionslinie weiterentwickelt wird" (Kaminski, 2013, S. 25). Deshalb ist es wichtig, alle Bereiche und Mitarbeiter eines Unternehmens bei der Etablierung eines BGM einzubeziehen. Zudem sollte es im Leitbild und in der Führungskultur festgeschrieben werden (Habermann-Horstmeier, 2019, S. 40)

Das vorrangige Ziel von BGM ist, die Mitarbeitergesundheit zu verbessern. Dies hat zur Folge, dass sich die Leistungsfähigkeit der Beschäftigten erhöht und sich die Fehlzeiten senken (Habermann-Horstmeier, 2019, S. 40). Gleichzeitig kann durch das BGM die Kommunikation und Motivation von Mitarbeitern verbessert, die Produktivität und Qualität gesteigert und die Wettbewerbsfähigkeit gestärkt werden (Habermann-Horstmeier, 2019, S. 53). Die Ottawa-Charta der Weltgesundheitsorganisation, das Arbeitsschutzgesetz, die Bildschirmarbeitsverordnung, die Gesetze und Regelungen zur Arbeitszeit, das Präventionsgesetz, die Unfallverhütungsvorschriften und der Schutz bestimmter Gruppen sind ebenso Gründe für den Einsatz des BGM und der Betrieblichen Gesundheitsförderung (BGF) (Uhle & Treier, 2019, S. 85–86).

BGF wird oft fälschlicherweise synonym mit BGM verwendet. Zur BGF gehören verhältnis- und verhaltensorientierte Maßnahmen, welche die Gesundheit der Mitarbeiter fördern sollen (Habermann-Horstmeier, 2019, S. 41). Verhaltensorientierte Maßnahmen haben das Ziel, eine Verhaltensänderung von Individuen zu erreichen, wohingegen verhältnisorientierte Maßnahmen die Umgebung von Individuen verändern (Schüz & Möller, 2006, S. 144). „Dabei soll sie in einem ganzheitlichen Sinne den präventiven Ansatz der Risikoreduktion [...] mit dem gesundheitsfördernden Ansatz des Ausbaus von Schutzfaktoren und Gesundheitspotenzialen [...] verbinden" (Habermann-Horstmeier, 2019, S. 32). In der Praxis werden unter der BGF jedoch oftmals Maßnahmen erfasst, die ein definiertes Ende haben und eher weniger Nachhaltigkeit besitzen. In kleineren und mittleren Unternehmen werden solche Maßnahmen oftmals auch ohne Expertenwissen durchgeführt und nicht evaluiert (Habermann-Horstmeier, 2019, S. 41–42; Kaminski, 2013, S. 25–26). Zeitlich gesehen hat sich das BGM aber aus der BGF entwickelt, angefangen mit der Luxemburger Deklaration zur Betrieblichen Gesundheitsförderung (Habermann-Horstmeier, 2019, S. 41). Letzten Endes wird die BGF aber oftmals auch als Bestandteil des BGM gesehen (Uhle & Treier, 2019, S. 36) und BGF-Maßnahmen finden im Rahmen des BGM-Managementprozesses statt (Müller, 2020, S. 117).

Auch, wenn es oftmals in der Praxis anders erlebt wird, sollten die Maßnahmen der BGF korrekterweise systematisch durchgeführt werden. Für die Umsetzung dient der Public Health Action Cycle. Zunächst werden gesundheitsrelevante Problembereiche identifiziert. Danach folgt eine Priorisierung der vorrangigen Probleme, um anschließend Ziele zu formulieren. Die Ziele können nur verfolgt werden, wenn die dafür nötigen Strategien und Methoden vorhanden sind, weshalb im nächsten Schritt nach diesen gesucht wird. Es folgt die Implementierung der beschlossenen Maßnahmen. Dem Ganzen folgt eine Evaluation, welche dann wiederum in den Prozess und in zukünftige Prozesse miteinfließt (Habermann-Horstmeier, 2019, S. 45–46). Der Public Health Action Cycle ist in Abbildung 1 nochmals dargestellt.

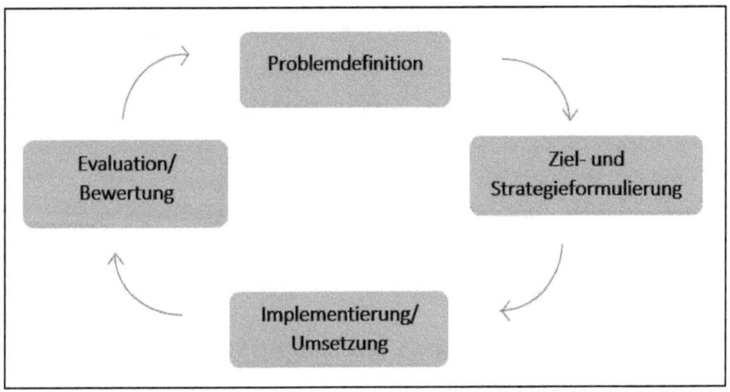

Abbildung 1: Public Health Action Cycle (Habermann-Horstmeier, 2019, S. 45)

2.2 Psychische Belastungen am Arbeitsplatz

Physische Gefahrenquellen, wie belastende Körperhaltung oder Umgang mit Gefahrenstoffen, können zuverlässig anhand objektiver Checklisten erfasst werden. Da Menschen unterschiedlich auf psychische Belastungssituationen reagieren, gestaltet sich die Erfassung dieser als komplexer Vorgang. Denn je nach individueller Verfassung und Begleitumständen können bestimmte Faktoren bei Personen als belastend, neutral oder bereichernd erlebt werden. Auch private Belastungen können sich auf die Arbeit auswirken, aber auch berufliche Stressoren können das psychische Wohlbefinden im Privaten beeinflussen (Hößler & Striepling, 2020, S. 52–53).

Ein zentraler Aspekt für gesundheitliche Risiken in der Arbeitswelt ist Stress. „Negativer Stress oder Dis-Stress tritt dann auf, wenn es zu einem Missverhältnis zwischen den Anforderungen, die an eine Person gestellt werden, und den Möglichkeiten und Fähigkeiten dieser Person kommt, die Anforderungen zu kontrollieren bzw. zu bewältigen (Coping)" (Habermann-Horstmeier, 2019, S. 93).

Das Belastungs-Beanspruchungs-Modell von Rohmert und Rutenfranz (1975) verdeutlicht den Zusammenhang psychischer Belastung und Beanspruchung. Eine Belastung stellt die Gesamtheit der psychisch auf das Individuum einwirkenden Umweltfaktoren dar. Diese Belastung wird durch die Arbeitstätigkeit bestimmt, so kann das Lesen eines Textes, aber auch das Steuern eines Transporters eine Belastung sein. Die Belastung ist per se nicht schädlich. Die individuelle Auswirkung der Belastung wird als Beanspruchung bezeichnet. Beispielsweise zeigen sich Müdigkeit oder erhöhter Blutdruck. Die Beanspruchung ist ebenfalls nicht von selbst schädlich. Ob es dann zu einer Fehlbeanspruchung kommt, hängt von den individuellen Ressourcen und Bewältigungsstrategien einer Person ab. Werden die Person und ihre Ressourcen von den Belastungen zu stark oder zu gering beansprucht, ergibt sich eine Fehlbeanspruchung. Welche Belastungsfaktoren eine Fehlbelastung darstellen, kann durch dieses Modell aber nicht erklärt werden (Neuner, 2019, S. 13).

Das Job-Demands-Resources-Model betrachtet die Arbeitsanforderungen und Arbeitsressourcen, die sich auf arbeitsbezogene Erfahrungen auswirken. Das Instrument wird zur Vorhersage von Burnout und Arbeitsengagement verwendet. Das Konstrukt Arbeitsanforderung stellt „physische, psychische, soziale und organisatorische Aspekte der Arbeit, die eine, in der Regel länger andauernde, physische und/oder psychische Anspannung erfordern, und demzufolge mit bestimmten physiologischen und/oder psychischen Kosten zusammenhängen" (Demerouti & Nachreiner, 2019, S. 121) dar. Das Konstrukt Arbeitsressourcen betrifft „die physischen, psychischen, sozialen und organisatorischen Arbeitsbedingungen, die (1) funktional für das Erreichen der arbeitsbezogenen Ziele sind, (2) Arbeitsanforderungen und damit zusammenhängende physische und psychische Kosten reduzieren und (3) persönliches Wachstum und persönliche Entwicklung stimulieren" (Demerouti & Nachreiner, 2019, S. 121).

Das Modell vertritt die Annahme, dass zwei unterschiedliche Prozesse für die Entwicklung von Burnout oder Arbeitsengagement verantwortlich sind. Wenn die Arbeitsanforderungen längerfristig nicht erfüllt werden können, führt dies zur Erschöpfung. Die Arbeitsanforderungen sind nicht von vornherein negativ, werden aber zu Stressoren mit negativen Folgen, wenn die Anforderungen eine hohe

Einsatzbereitschaft fordern, nicht bewältigt werden können und der Beschäftigte sich nicht erholen kann (Meijman und Mulder, 1998, zit. n. Demerouti & Nachreiner, 2019, S. 122). Der zweite Prozess bezieht sich auf die Arbeitsressourcen, die bei mangelhafter Ausprägung, das Erreichen der Arbeitsziele erschweren und die Motivation vermindern. Infolgedessen distanziert sich der Beschäftigte von der Arbeit bzw. es folgt eine herabgesetzte Leistungsfähigkeit. Gleichzeitig können arbeitsbezogene Ressourcen genauso förderlich für die Motivation und das Arbeitsengagement sein, wenn die Zielerreichung und die Bewältigung der Arbeitsaufgabe mit Hilfe der Ressourcen ermöglicht wird (Demerouti & Nachreiner, 2019, S. 122). Das Modell ist zur Veranschaulichung nochmals in Abbildung 2 dargestellt.

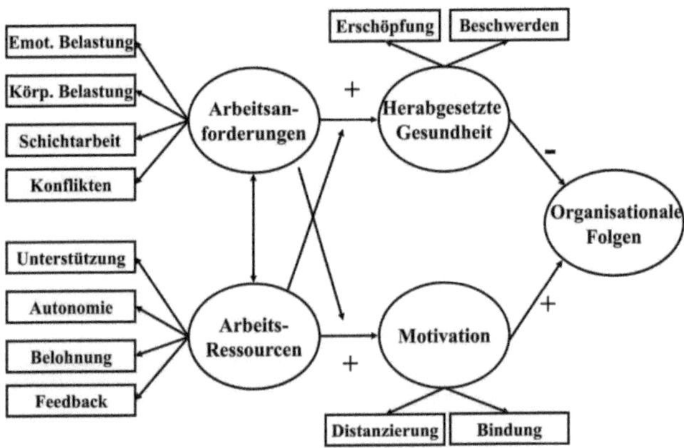

Abbildung 2: Job-Demands-Resources-Model (Demerouti & Nachreiner, 2019, S. 121)

„Demnach sind Arbeitsanforderungen [...] verantwortlich für die Entstehung von Erschöpfung und gesundheitlichen Beeinträchtigungen, während Arbeitsressourcen [...] mit Motivation und Engagement zusammenhängen" (Demerouti & Nachreiner, 2019, S. 128).

Im Stressreport von Lohmann-Haislah und Schütte (2012, S. 164–165) wird deutlich, dass Multitasking, Arbeitsunterbrechungen, monotones Arbeiten, starker Termin- und Leistungsdruck und Überforderung psychische Anforderungen am Arbeitsplatz darstellen, die in Deutschland sehr verbreitet sind. Gleichzeitig erfahren Beschäftigte aber immer mehr soziale Unterstützung im Arbeitsalltag.

Klassische Belastungsfaktoren, die auch in der psychischen Gefährdungsbeurteilung berücksichtigt werden sollten, sind vor allem Arbeitsintensität, Handlungsspielraum, fehlende Führung, soziale Unterstützung und Arbeitszeit (Treier, 2019, S. 21).

2.3   Psychische Gefährdungsbeurteilung

Unternehmen sind laut Paragraf 5 des Arbeitsschutzgesetzes gesetzlich verpflichtet, eine Gefährdung im Hinblick auf die zu verrichtende Arbeit zu ermitteln und Maßnahmen des Arbeitsschutzes zu ergreifen. Die psychische Belastung ist zudem als zu berücksichtigende Gefahrenquelle explizit erwähnt. In der Praxis sind fälschlicherweise Unternehmen oftmals erst dann mit der psychischen Gefährdungsbeurteilung in Kontakt, wenn das Gewerbeaufsichtsamt bestellt ist oder es zu Klagen kommt (Hößler & Striepling, 2020, S. 52).

Die Erfassung psychischer Belastungsfaktoren gestaltet sich, wie bereits im vorherigen Kapitel erwähnt, als komplex, da die potenziellen Einflussgrößen psychischer Belastung am Arbeitsplatz in einem komplexen Zusammenspiel miteinander fungieren.

Bei einer psychischen Gefährdungsbeurteilung reicht es nicht aus, allgemeine und tätigkeitsspezifische Belastungsfaktoren abzufragen. Ebenso müssen die Belastungsreaktionen erhoben werden. Gleichzeitig sollte aber auch die Ressourcenabfrage Bestandteil der psychischen Gefährdungsbeurteilung sein, um diese ausfindig zu machen, wie beispielsweise gutes Teamklima oder Anerkennung des Vorgesetzten. Zwar können die Belastungsreaktionen am Arbeitsplatz auch durch Faktoren außerhalb der Arbeit beeinflusst werden, wie beispielsweise die Betreuung eines pflegebedürftigen Angehörigen, gleichzeitig können diese aber nicht als Teil der psychischen Gefährdungsbeurteilung verstanden werden. Trotzdem können Unternehmen aber auf freiwilliger Basis Maßnahmen für den privat verursachten Stress anbieten. Um eine ganzheitliche psychische Gefährdungsbeurteilung durchzuführen, ist es somit notwendig, die Mitarbeiter in eine Befragung mit einzubinden, da die subjektiven Aspekte ansonsten nicht mit abgebildet werden können (Hößler & Striepling, 2020, S. 53–54). Gleichzeitig ist aber zu beachten: „Die Gefährdungsbeurteilung psychischer Belastung ermittelt die Stärke der psychischen, der von außen einwirkenden Faktoren und nicht das individuelle Beanspruchungserleben einzelner Personen" (Neuner, 2019, S. 44).

Als Methoden können Befragungen, Interviews, Beobachtungen, Beobachtungs-interviews oder Gruppendiskussionen dienen. Außerdem können bestehende Daten oder Sekundärdatenanalysen verwendet werden. Die verschiedenen Verfahren unterscheiden sich unter anderem in ihrem Aufwand, in ihrer Gruppengröße und ob sie auf das Individuum oder auf den Arbeitsplatz bezogen sind (Neuner, 2019, S. 51–53). Die Instrumente sind für die Gefährdungsbeurteilung wichtig, um nach der Ermittlung angemessene Maßnahmen ableiten zu können. Die Auswahl hängt von Faktoren wie beispielsweise Betriebsgröße oder Branche ab. Es sollte in der Dokumentation erkennbar sein, weshalb eine bestimmte Vorgehensweise und ein bestimmtes Instrument ausgewählt wurden (Geschäftsstelle der Nationalen Arbeitsschutzkonferenz, 2018, S. 18–19). Eine transparente Dokumentation der Gefährdungsbeurteilung ist zu beachten (Neuner, 2019, S. 6).

In der Gefährdungsbeurteilung werden zunächst geeignete Gruppen von Beschäftigten definiert, um vergleichbare Tätigkeiten abzubilden. Beachtet werden sollte, dass trotz der Bildung von Gruppen auch weiterhin die Anonymität in der Befragung gewahrt bleibt. Neben der Anonymität sind bei dem Prozess der Gefährdungsbeurteilung von Beginn an transparente Informationen an die Belegschaft zu kommunizieren (Hößler & Striepling, 2020, S. 54–55). Insgesamt ist es wichtig, dass die Durchführung der psychischen Gefährdungsbeurteilung in einen Prozess eingebettet wird. Wichtige Akteure sind die Personalentwicklung, Arbeitsmedizin, betriebliches Gesundheitsmanagement, Arbeitssicherheit, Betriebsrat und Führungskräfte. Die Einbeziehung der Arbeitnehmer- und Arbeitgeberseite ist von Vorteil, da die Partizipation einen Multiplikatoreneffekt und eine Konsensfindung bewirken (Neuner, 2019, S. 55). Die Auswahl der Methodik sollte auch im Laufe des Prozesses erörtert werden. Die Schritte des Prozesses sind laut Neuner (2019, S. 56) folgende:

1. Bestandsaufnahme/IST-Analyse, Festlegung der Ziele
2. Festlegung der Inhalte und der Methode
3. Zuweisung der Zuständigkeiten, ggf. Einrichtung eines Steuerkreises
4. Qualifizierung, ggf. Schulung des Expertenteams
5. Durchführung der Gefährdungsbeurteilung
6. Maßnahmenfindung
7. Umsetzung von Maßnahmen
8. Wirksamkeitskontrolle/Evaluation

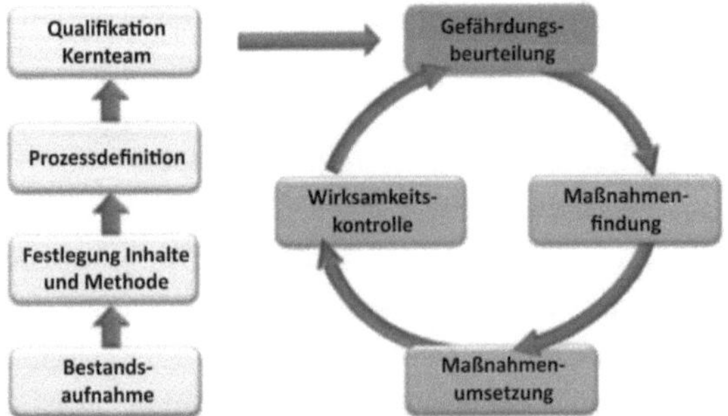

Abbildung 3: Prozess der Gefährdungsbeurteilung (Neuner, 2019, S. 55)

Die Schritte 1 bis 4 gehören zur Vorbereitungsphase der psychischen Gefährdungsbeurteilung und können von der Reihenfolge her variieren. Diese münden in den Regelkreis der Gefährdungsbeurteilung. Der beschriebene Prozess ist nochmals in Abbildung 3 dargestellt.

Die wesentlichen Inhalte der psychischen Gefährdungsbeurteilung sind laut der Gemeinsamen Deutschen Arbeitsschutzstrategie: Arbeitsinhalt/Arbeitsaufgabe, Arbeitsorganisation, soziale Beziehungen und die Arbeitsumgebung. In diesen Bereichen gibt es verschiedene Belastungsfaktoren, die auf die Mitarbeiter wirken, wie beispielsweise Handlungsspielraum, Verantwortung, Arbeitszeit oder Arbeitsmittel. (Geschäftsstelle der Nationalen Arbeitsschutzkonferenz, 2018, S. 21–23)

3 Anwendungsteil

Nachdem die theoretischen Grundlagen zum BGM, psychischen Belastungen am Arbeitsplatz und zur psychischen Gefährdungsbeurteilung gebildet wurden, werden diese nun in der Anwendung in der Verwaltungsbehörde des öffentlichen Rechts umgesetzt.

Die Verwaltungsbehörde beschäftigt 1800 Mitarbeiter und hat einen Steuerungskreis für das BGM. Dieser besteht aus dem Abteilungsleiter der Verwaltungs- und Personalabteilung, dem Personalratsvorsitzenden, dem Betriebsarzt, einem Vertreter der Personalsachbearbeitung, der Fachkraft für Arbeitssicherheit und einer Gesundheitspsychologin. Bisher ist noch keine Gefährdungsbeurteilung psychischer Belastungen am Arbeitsplatz erfolgt.

Im Folgenden wird deshalb die Auswahl eines Analyseinstrumentes zur psychischen Gefährdungsbeurteilung für die Verwaltungsbehörde erläutert und anschließend ein Konzept zur Überprüfung und Prävention psychischer Belastungen am Arbeitsplatz der Verwaltungsbehörde vorgestellt. Außerdem werden potenzielle Präventionsangebote abgeleitet und beschrieben.

3.1 Auswahl des Analyseinstruments

Nach Recherchetätigkeit wurden zwei Instrumente zur Gefährdungsbeurteilung psychischer Belastungen am Arbeitsplatz genauer betrachtet. Zum einen das Screening psychischer Arbeitsbelastung (SPA) und zum anderen die Beurteilung von Arbeitsinhalten, Arbeitsorganisation, Mitarbeiterführung und sozialen Beziehungen (BAAM®).

SPA „berücksichtigt den wissenschaftlichen Erkenntnisstand, einschlägige internationale und nationale Normen und orientiert sich an den Vorgaben der EU" (Metz & Rothe, 2020, S. 9). Die Gütekriterien genügen der DIN EN ISO 10075-3 (2004) und das Instrument ist praxistauglich. Es können einerseits allgemein die Arbeitsplätze hinsichtlich psychischer Belastungen abgebildet werden, andererseits können die Belastungen der unterschiedlichen Arbeitsplätze differenziert werden (Metz & Rothe, 2020, S. 9).

Das Instrument besteht aus 4 Verfahrensteilen:

- SPA-S (Situation)
- SPA-P1 (Person)
- SPA-P2 (Person)
- SPA-W (Wirkung/ Beanspruchungsfolge)

Geschulte bzw. in das Verfahren eingewiesene Mitarbeiter (Experten) führen bei dem Item SPA-S Beobachtungsinterviews durch. Dieses Item enthält 37 Merkmale, die in 74 Statements formuliert sind und durch den Experten als ‚zugestimmt' oder ‚abgelehnt' eingestuft werden können. Dafür sollte zuvor ein Beobachtungsprotokollschema erarbeitet werden (Metz & Rothe, 2020, 10-11, 26). „SPA-S und SPA-P beziehen sich auf wesentliche Merkmale der Arbeitssituation (Arbeitsauftrag, Arbeitsmittel, Ausführungsbedingungen, Konsequenzen der Aufgabenbearbeitung)" (Metz & Rothe, 2020, S. 10). Bei SPA-P handelt es sich um Fragebögen der Mitarbeiter, die auf die Fragen des Items SPA-S bezogen sind, sprich, jedem SPA-S-Statement sind SPA-P-Fragen zugeordnet. Bei SPA-P gibt es insgesamt 60 Merkmale der Arbeitssituation, die mit einer vierstufigen Likert-Skala beantwortet werden. Zusätzlich werden Fragen zu sozialen Beziehungen gestellt, die aber nicht in die Berechnung der Fehlbelastungsstufe einbezogen werden, da diese Sachverhalte nicht zu den konstanten Gefährdungen und Ressourcen gezählt werden können (z.B. Veränderungen bei Wechsel von Führungskräften und Mitarbeitern des Teams). Im SPA-W werden anhand eines Fragebogens gesundheitsbezogene Beanspruchungsfolgen abgebildet, die nach Intensität der Beschwerden der letzten 3 bis 4 Monate anhand einer vierstufigen Skala abgefragt werden. Es handelt sich dabei um 70 somatische und psychosomatische Beschwerden (Metz & Rothe, 2020, S. 10–11).

Der Vorteil von SPA ist, dass eine detaillierte Analyse ermöglicht wird, es gut verständlich und branchenübergreifend ist. Jedoch ist das Verfahren insgesamt betrachtet aufwendig und bedarf einer guten Vorbereitung und Struktur. Zudem sind mit dem Kauf des Handlungsleitfadens und einer Schulung der Experten Kosten verbunden

(Berufsgenossenschaft für Gesundheitsdienst und Wohlfahrtspflege [BGW], 2020, S. 1–2).

Das BAAM® Verfahren eignet sich für Groß- und mittelständische Unternehmen und wurde von BIT e.V. entwickelt. In einem zweistufigen Verfahren werden zunächst die Mitarbeiter anhand eines Fragebogens befragt. Dieser entspricht den gesetzlich vorgeschriebenen Merkmalsbereichen der psychischen Gefährdungsbeurteilung. Durch optionale Module kann der Fragebogen zudem auf das Unternehmen abgestimmt werden und Fragen zur gesundheitlichen Verfassung der Mitarbeiter können eingefügt werden. Die Ergebnisse der Befragung zeigen die Belastungsschwerpunkte auf und sind Grundlage für die anschließenden moderierten Workshops. Zusammen mit den Mitarbeitern wird auf die ermittelten Belastungsschwerpunkte eingegangen und Lösungsideen werden erarbeitet. Anschließend werden die Lösungsvorschläge dem Steuerkreis präsentiert, der dann konkrete Maßnahmen plant (Berufsforschungs- und Beratungsinstitut für interdisziplinäre Technikgestaltung [BIT e.V.]. Die Kosten variieren je nachdem, ob BIT e.V. oder autorisierte BAAM®-Beratende für die Anwendung des Verfahrens hinzugezogen werden (Berufsgenossenschaft für Gesundheitsdienst und Wohlfahrtspflege [BGW], 2018). Da es sich um eine eingetragene Marke handelt, muss die Nutzung abgestimmt werden. Die Durchführung und Auswertung findet normalerweise durch BAAM® statt, kann aber im Einzelfall mit den Verantwortlichen geklärt werden. Für die Einrichtung der Befragung, inklusive Anpassung des Fragebogens und Testlauf mit dem Auftraggeber werden ca. 300 € veranschlagt (R. Schleicher, persönl. Mitteilung, 30.09.2020).

Im Fragebogen werden folgende Bereiche abgefragt:

- Angaben zu Arbeitsplatz, Tätigkeit und Person
- Arbeitsinhalte, Arbeitsumgebung und Arbeitsmittel
- Arbeitsorganisation
- Mitarbeiterführung und soziale Beziehungen
- Gesundheitliche Beschwerden
- Besonders belastende und entlastende Aspekte
- Arbeit als Führungskraft (optional)
- Arbeit mit Kunden (optional)
- Beurteilung der Softwareergonomie (optional)
- Zielvereinbarungen (optional)
- Unternehmenskultur und Veränderungsprozesse (optional) (Berufsforschungs- und Beratungsinstitut für interdisziplinäre Technikgestaltung [BIT e.V.], 2020)

Der Vorteil von BAAM® ist, dass es sich um ein wissenschaftlich anerkanntes und branchen- bzw. tätigkeitsübergreifendes Instrument handelt. Der Fragebogen ermöglicht eine detaillierte Übersicht über die psychischen Belastungen am Arbeitsplatz und es wird die emotionale Inanspruchnahme abgefragt. Eine Vertiefung der Ergebnisse ist durch die moderierte Gruppenanalyse gegeben. Der Nachteil ist, dass ein Branchenvergleich nicht möglich ist, keine Normwerte zur Verfügung stehen (BGW, 2018) und Kosten entstehen.

Da bei der Verwaltungsbehörde zuvor noch keine psychische Gefährdungsbeurteilung durchgeführt wurde, ist jedoch von einem Beobachtungsinterview abzusehen, da dieses aufgrund des großen Aufwands und der Hemmschwelle bezüglich der Anonymität nicht als erstes Verfahren angewendet werden sollte. Es wird zu Beginn eher auf einfache Instrumente verwiesen (Treier, 2019, S. 51). Deshalb ist es zu empfehlen, zunächst das Instrument BAAM® zu verwenden, um die Mitarbeiter für das Thema der psychischen Gefährdungsbeurteilung zu sensibilisieren und sie anhand der moderierten Workshops in die Maßnahmenplanung mit einzubeziehen. Bestenfalls sollte die Befragung online stattfinden.

Gefährdungsbeurteilungen psychischer Belastungen am Arbeitsplatz sollten nach einer gewissen Zeit wiederholt werden, um weiterhin zu erkennen, wo Belastungen vorhanden sind. Bei der darauffolgenden Befragung könnte dann auch SPA verwendet werden, um noch vertiefter und aufwendiger die psychische Gefährdungsbeurteilung durchzuführen. Dies ist jedoch abhängig von dem Erfolg der vorherigen Befragung und den Ergebnissen, sowie weiteren Faktoren und kann zum jetzigen Zeitpunkt noch nicht festgelegt werden.

3.2 Konzept zur Überprüfung und Prävention psychischer Belastungen am Arbeitsplatz

Um die Gefährdungsbeurteilung als erfolgreichen Prozess in die Verwaltungsbehörde einzubetten, wird im Folgenden das Konzept zur Überprüfung und Prävention psychischer Belastungen am Arbeitsplatz der Verwaltungsbehörde vorgestellt. Hierbei wird auf den Prozess der Gefährdungsbeurteilung von Neuner (2019, S. 55) Bezug genommen, der in Kapitel 2.3 bereits erläutert wurde.

Bestandsaufnahme/IST-Analyse, Festlegung der Ziele

Aktuell wurde bisher noch keine psychische Gefährdungsbeurteilung durchgeführt, weshalb die Belegschaft auch noch keinen Kontakt mit dieser Thematik hatte. Bisher gibt es einen Steuerungskreis BGM, bei dem es aber auch noch keinen Berührungspunkt mit der psychischen Gefährdungsbeurteilung gab.

Bei der IST-Analyse stehen die Struktur, Organisation und Kultur im Vordergrund. Deshalb sollte eine systematische Bestandsaufnahme durchgeführt werden, bei der die Fehl- und Weiterbildungszeiten und die Stellenprofile betrachtet werden. Die Ergebnisse können Hinweise geben, welche Schwerpunktthemen zusätzlich bearbeitet werden sollten (Neuner, 2019, S. 57).

Es wird zudem festgelegt, dass die psychische Gefährdungsbeurteilung intern durchgeführt wird. Das Ziel ist, die gesetzliche Verpflichtung der Gefährdungsbeurteilung zu erfüllen und gleichzeitig eine erste Orientierung bezüglich der psychischen Belastungen am Arbeitsplatz zu erhalten. Außerdem wird vereinbart, dass ein nachhaltiger Prozess für die psychische Gefährdungsbeurteilung eingeführt wird und zum Schutz der Mitarbeiter Maßnahmen für die Prävention psychischer Belastungen am Arbeitsplatz abgeleitet werden.

Festlegung der Inhalte und der Methode

Als zweiter Schritt wird eine Methode für die psychische Gefährdungsbeurteilung gewählt. Wie bereits in 3.1 beschrieben, wurde für die erste Befragung BAAM® als Vorschlag ausgewählt.

Eine anonyme Mitarbeiterbefragung ist vor allem für eine große Anzahl von Beschäftigten geeignet. Um den Erwartungen der Mitarbeiter gerecht zu werden, ist eine gute Vorbereitung und Nachbereitung wichtig (Neuner, 2019, S. 57). Die moderierten Workshops sollen mit einer begrenzten Anzahl von Mitarbeitern durchgeführt werden, wodurch eine Partizipation sichergestellt wird.

Der Steuerungskreis entscheidet, ob dieses Instrument für die Befragung verwendet werden kann. Auch die zeitliche Planung und ob alle Beschäftigten auf einmal oder abteilungsbezogen befragt werden bzw. wie die Auswahl der Beschäftigten für die Workshops zu treffen ist, wird mit dem Steuerkreis besprochen. Auch die Kosten sollten abgewogen werden, und ob die Auswertung extern durchgeführt werden soll, ist zu klären. Vor allem der Personalrat sollte von Anfang an mit einbezogen werden und dem Instrument zustimmen, da dieser die Mitarbeiter vertritt und Mitbestimmungsrechte nach § 87 Abs. 1 Nr. 7 BetrVG hat. Auch das Format des Fragebogens muss in diesem Schritt geklärt werden.

Zuweisung der Zuständigkeiten, ggf. Einrichtung eines Steuerkreises

Ein Steuerungskreis besteht bereits aus dem Abteilungsleiter der Verwaltungs- und Personalabteilung, dem Personalratsvorsitzenden, dem Betriebsarzt, einem Vertreter der Personalsachbearbeitung, der Fachkraft für Arbeitssicherheit und einer Gesundheitspsychologin. Die Gesundheitspsychologin übernimmt die organisatorische und koordinierende Funktion und bezieht den Steuerungskreis bei Entscheidungen mit ein. Aufgaben können ebenso von den verschiedenen Akteuren in Absprache übernommen werden.

Zu diesem Zeitpunkt sollten neben den Zuständigkeiten die einzelnen Prozessschritte festgelegt werden (Neuner, 2019, S. 58).

Die Belegschaft der Verwaltungsbehörde sollte von Beginn an mit einbezogen werden. Die Abteilungsleiter werden über die Notwendigkeit einer Gefährdungsbeurteilung psychischer Belastungen am Arbeitsplatz allgemein informiert, die Befragung und das Instrument werden vorgestellt. Sie sollen dann in ihrer Abteilung über das Vorhaben informieren und darauf verweisen, dass die Inhalte nochmals in der Personalversammlung erläutert werden. Außerdem sollen das Intranet und der E-Mail-Verteiler für die Weitergabe von Informationen genutzt werden.

Insgesamt wird es als wichtig angesehen, dass die Beteiligten des Steuerungskreises regelmäßig Meetings haben und sich über das Vorgehen einig sind. Die Abteilungsleiter sollen in den regelmäßig stattfindenden Abteilungsleiter-Besprechungen über den aktuellen Stand informiert werden. Auch die Zeitplanung und die Anonymität der Befragung sollte offen mit den Abteilungsleitern bzw. Mitarbeitern kommuniziert werden.

Bei einer digitalen Befragung muss zudem der zur Verfügung stehende Fragebogen in ein Online-Programm übertragen werden, welches den Datenschutz gewährleistet. Hierfür muss auch der Datenschutzbeauftragte hinzugezogen werden.

Die Zusammensetzung der Teilnehmer der Workshops und ob ein externer Moderator ausgewählt wird, legt ebenso der Steuerungskreis fest. Die Maßnahmenplanung erfolgt durch den Steuerungskreis und wird mit der Arbeitgeberseite besprochen. Die Umsetzung und Überprüfung der Maßnahmen wird von der Gesundheitspsychologin und dem Personalrat übernommen.

Qualifizierung, ggf. Schulung des Expertenteams

Die Grundlagen zu psychischer Gefährdungsbeurteilung und die dazugehörigen Begrifflichkeiten sollten dem Steuerungskreis bereits vorgestellt sein. Außerdem werden wie bereits beschrieben die Abteilungsleiter über diese Thematik informiert und geben die Informationen wiederum an die Mitarbeiter weiter. Zudem werden die Mitarbeiter in der Personalversammlung, über das Intranet und E-Mail-Verteiler für das Thema sensibilisiert. Wenn sich für BAAM® entschieden wird, ist keine Schulung weiterer Mitarbeiter notwendig, da die Gesundheitspsychologin fachliche Expertise hat und bei Fragen zur Verfügung steht. Bei Beobachtungsinterviews wäre eine Schulung der dafür vorgesehenen Mitarbeiter notwendig.

Durchführung der Gefährdungsbeurteilung

Bei Einvernehmen im Steuerkreis, insbesondere des Personalrats, wird die Mitarbeiterbefragung BAAM® durchgeführt. Diese kann sich zunächst auf bestimmte Abteilungen beziehen oder auch die gesamte Belegschaft betreffen. Es ist ein geeigneter Zeitraum zu wählen. Bei einer digitalen Befragung sollte eine aussagekräftige E-Mail an die zu befragenden Mitarbeiter versendet werden, mit dem dazugehörigen Link zur Befragung. Dabei ist nochmals auf die Anonymität hinzuweisen.

Maßnahmenfindung

Im sechsten Schritt werden die Daten interpretiert und Maßnahmen priorisiert (Neuner, 2019, S. 59). Nach der Befragung werden die Ergebnisse von der Gesundheitspsychologin gesichtet und aufgearbeitet oder aber dies wird durch einen extern beauftragten Dienstleister übernommen. Das muss vorab im Steuerkreis festgelegt werden. Eine Kontrolle des Datensatzes erfolgt durch den Steuerungskreis. Die ermittelten Belastungsschwerpunkte dienen dann als Grundlage für die moderierten Workshops. In den Workshops sollen dann zusammen mit den Mitarbeitern Lösungsideen erarbeitet werden.

Die Ergebnisse der Mitarbeiterbefragung und der Workshops werden anschließend durch den Steuerungskreis vertieft betrachtet. Zudem sollten bei einer Befragung der gesamten Belegschaft die Abteilungen und Tätigkeiten miteinander verglichen werden, um Schwerpunkte der Belastung zu erkennen. Am Ende dieses Schrittes sollten Maßnahmen für die Beseitigung bzw. Minimierung der Belastungen gefunden und Maßnahmen zur Prävention psychischer Belastungen abgeleitet werden.

Umsetzung von Maßnahmen

Wenn die Geschäftsleitung den beschlossenen Maßnahmen zustimmt, können diese in einem festgelegten Zeitrahmen umgesetzt werden (Neuner, 2019, S. 59). Die Maßnahmen ergeben sich aus den Ergebnissen der Mitarbeiterumfrage und der Workshops und können deshalb in dieser Fallstudie noch nicht festgelegt werden. Zur

Verdeutlichung der verschiedenen möglichen Maßnahmen werden im Kapitel 3.3 potenzielle Präventionsangebote vorgestellt und herausgearbeitet, wie solche Maßnahmen systematisch ermittelt werden können.

Wirksamkeitskontrolle/Evaluation

In diesem Schritt werden die Maßnahmen und ihre Wirkung evaluiert und ggf. wird nachgesteuert. Eine erneute Durchführung der Gefährdungsbeurteilung stellt eine Evaluation der Maßnahmen dar (Neuner, 2019, S. 60). In der Verwaltungsbehörde sollte somit nach einem festgelegten Zeitraum bestenfalls erneut derselbe Fragebogen vorgelegt werden, um einen Vorher-Nachher-Vergleich zu erhalten. In darauffolgenden Beurteilungen kann aber auch das Instrument gewechselt werden. Dies sollte in den

Vorbereitungsschritten 1 bis 4 (Bestandsaufnahme, Festlegung der Inhalte und der Methode, Zuweisung der Zuständigkeiten, Qualifizierung) geklärt werden.

Der vorgeschlagene Prozess der Gefährdungsbeurteilung für die Verwaltungsbehörde ist zur Übersicht nochmals in Abbildung 4 dargestellt.

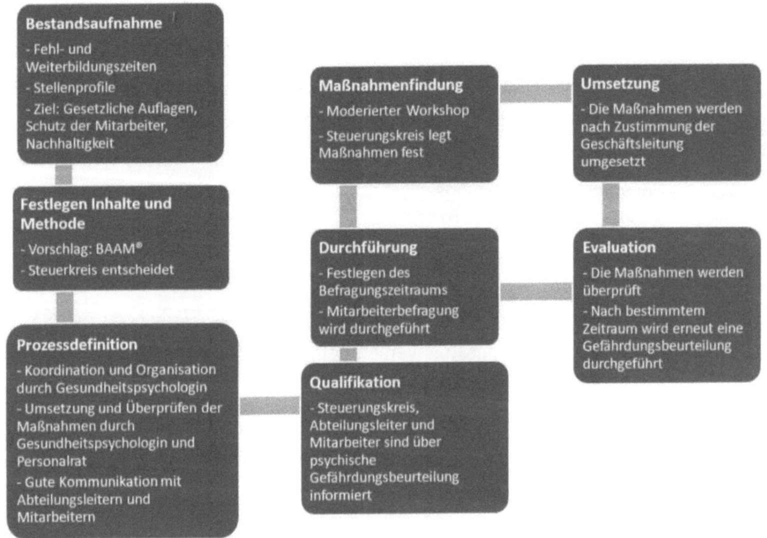

Abbildung 4: Abbildung 4: Prozess der Gefährdungsbeurteilung der Verwaltungsbehörde (eigene Darstellung in Anlehnung an Neuner (2019, S. 55))

3.3 Potenzielle Präventionsangebote

Das eigentliche Ziel von BGM und der psychischen Gefährdungsbeurteilung ist die Umsetzung von Maßnahmen (Neuner, 2019, S. 112). Wenn der Prozess der Gefährdungsbeurteilung psychischer Belastungen am Arbeitsplatz in der Verwaltungsbehörde integriert ist, bedeutet dies somit, dass Maßnahmen zur Prävention psychischer Belastungen am Arbeitsplatz entwickelt und durchgeführt werden.

Die Maßnahmen können in verhaltensorientierte und verhältnisorientierte Maßnahmen differenziert werden (Schüz & Möller, 2006, S. 144). Bei den verhältnisbezogenen Maßnahmen geht es um die Veränderung der Arbeitssituation, dies bezieht sich somit auf die Arbeitsorganisation, soziale Bedingungen und die Arbeitsumgebung. Die verhaltensbezogenen Maßnahmen beziehen sich auf das Verhalten/Erleben der Mitarbeiter und auf die Entwicklung personaler Ressourcen. Zudem sind die meisten Maßnahmen im Rahmen der Gefährdungsbeurteilung korrektiv, vereinzelt auch präventiv (Metz & Rothe, 2017, S. 77–78).

Für die Bereiche ‚Arbeitsinhalte, Arbeitsumgebung und Arbeitsmittel‘, ‚Arbeitsorganisation‘, ‚Mitarbeiterführung und soziale Beziehungen‘ und ‚Gesundheitliche Beschwerden‘, die im Mitarbeiterfragebogen abgefragt werden, sollen nun exemplarische Präventionsangebote dargestellt werden.

Da es sich um eine Verwaltungsbehörde handelt, deren Mitarbeiter überwiegend Bürotätigkeiten übernehmen, könnte die Arbeitsumgebung bei den Mitarbeitern eine Belastung darstellen. Dies könnte aufgrund zu greller Beleuchtung der Arbeitsplätze oder alter Technik der Arbeitsgeräte der Fall sein. Potenzielle Maßnahmen wären hier, die Arbeitsplätze zu sichten und die Lichtverhältnisse anzupassen und ggf. die Arbeitsmittel zu erneuern.

Bei der Arbeitsorganisation könnten schlechte Arbeitsabläufe zu Mehraufwand und Unzufriedenheit bei den Mitarbeitenden führen. Hier wäre eine anzudenkende Maßnahme, Mitarbeiter der verschiedenen Abteilungen in die Erstellung von Arbeitsabläufen einzubeziehen und diese dann für alle Mitarbeiter verpflichtend einzuführen.

Bei der Mitarbeiterführung und sozialen Beziehungen könnte aufgrund niedriger Wertschätzung der Führungskräfte das Wohlbefinden der Mitarbeiter gering sein. Das Wohlbefinden der Mitarbeiter ist unter anderem auch durch das Verhalten der Vorgesetzten geprägt ,und ein wertschätzendes und unterstützendes Führungsverhalten geht mit einem erhöhten Wohlbefinden einher (Skakon, Nielsen, Borg und Guzman, 2010, zit. n. Paridon, S. 30). Ein potenzielles Präventionsangebot könnte die

Weiterbildung von Führungskräften im Hinblick auf ein wertschätzendes Führungsverhalten sein.

Bei den gesundheitlichen Beschwerden könnten durch die Bürotätigkeit bei den Mitarbeitern Kopfschmerzen oder Rückenschmerzen ausgelöst werden. Maßnahmen in Bezug auf eine Verbesserung der Lichtverhältnisse bzw. in Bezug auf einen ergonomischen Arbeitsplatz könnten zu einer Beseitigung der Belastungen führen. Gleichzeitig würde aber auch die Einführung einer Rückenschule den Mitarbeitern helfen, ihre Rückenschmerzen zu verringern bzw. bei Mitarbeitern ohne Rückenschmerzen präventiv vorzubeugen.

Maßnahmen der BGF sollten immer systematisch durchgeführt werden, um zielführend zu sein (Habermann-Horstmeier, 2019, S. 45). Deshalb stellen die genannten potenziellen Präventionsangebote nur beispielhaft dar, in welche Richtung die Maßnahmen gestaltet werden könnten. Die Grundlage für die Maßnahmen sind immer Problemdefinitionen.

Die Maßnahmen ergeben sich aus den Ergebnissen der Gefährdungsbeurteilung und sollten nach dem Public Health Action Cycle von Habermann-Horstmeier (2019, S. 45), der in Kapitel 2.1 vorgestellt wurde, erarbeitet werden. Die Problemdefinition ergibt sich aus den Erkenntnissen der Umfrage und der moderierten Workshops. Zudem wird in der Verwaltungsbehörde der Prozess eingeführt, dass die Mitarbeiter anonym zu jeder Zeit Belastungen und Lösungsideen melden können. Diese werden dann von der Gesundheitspsychologin gesichtet und dem Steuerungskreis vorgestellt. Der Steuerungskreis entscheidet dann, wie im Hinblick auf dieses Problem weiter verfahren wird. Der Steuerungskreis wird dann das Ziel und die Strategie formulieren; dies beinhaltet das Festlegen der Maßnahmen, die das Problem beheben werden können. Anschließend werden die Maßnahmen umgesetzt und danach evaluiert. Die Evaluation kann durch eine einzelne Bewertung der Maßnahme stattfinden oder aber durch den Prozess der psychischen Gefährdungsbeurteilung durchgeführt werden, da das Problem aus den Ergebnissen der Gefährdungsbeurteilung entspringen kann.

Der Ansatz zur Prävention psychischer Belastungen am Arbeitsplatz der Verwaltungsbehörde ist in Abbildung 5 grafisch dargestellt. Der Steuerkreis übernimmt die Problemdefinition, Ziel- und Strategieformulierung, Implementierung und Umsetzung. Um zur Problemdefinition zu gelangen sind jedoch die Ergebnisse aus der Gefährdungsbeurteilung, des Workshops und die Meldungen der Mitarbeiter notwendig.

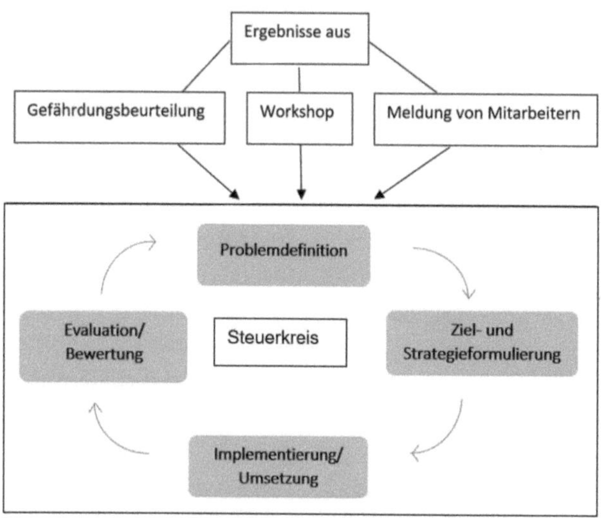

Abbildung 5: Ansatz zur Prävention psychischer Belastungen am Arbeitsplatz der Verwaltungsbehörde in Anlehnung an Habermann-Horstmeier (2019, S. 45)

4 Diskussion und Ausblick

Der moderne Arbeitsmarkt, die dazugehörigen Bedingungen und weitere Faktoren führen dazu, dass immer mehr psychische Belastungen auf die Mitarbeiter einwirken. Dies hat zur Folge, dass die Beschäftigten diesen Belastungen ausgesetzt sind und je nach Stärke der Stressoren und den Bewältigungsmechanismen des Einzelnen den Anforderungen entsprechen oder sich die Anforderungen negativ auf die Gesundheit auswirken.

Zum Schutz der Arbeitnehmer sieht das Arbeitsschutzgesetz vor, dass die Gefährdungen am Arbeitsplatz ermittelt und Maßnahmen bei Gefährdung eingeleitet werden müssen. Da vermehrt psychische Belastungen am Arbeitsplatz vorhanden sind, ist es gesetzlich verankert, dass auch die psychischen Belastungen vom Arbeitgeber untersucht werden und ggf. Maßnahmen abgeleitet werden müssen.

Um eine Gefährdungsbeurteilung psychischer Belastungen am Arbeitsplatz erfolgreich durchzuführen, sollte diese in einen geeigneten Prozess eingebettet sein. Deshalb wurde für die Verwaltungsbehörde ein Konzept erstellt, um die psychischen Belastungen am Arbeitsplatz überprüfen zu können. Dieser ist angelehnt an den Prozess der Gefährdungsbeurteilung nach Neuner (2019, S. 55) und ist schriftlich zu dokumentieren.

Da es sich um die erste psychische Gefährdungsbeurteilung an der Verwaltungsbehörde handelt, wurde als Ziel gesetzt, die gesetzliche Verpflichtung zu erfüllen und zunächst eine Orientierung bezüglich der vorhandenen Belastungen zu erhalten. Gleichzeitig soll der Prozess nachhaltig in die Behörde integriert und die Gesundheit der Mitarbeiter geschützt werden.

Um sich innerhalb des Steuerungskreises auf ein Instrument zu einigen, wurde von der Gesundheitspsychologin das Instrument BAAM® empfohlen, da es für eine Belegschaft von 1800 Mitarbeitern geeignet ist. In Anbetracht dessen, dass es sich um die erste psychische Gefährdungsbeurteilung in der Verwaltungsbehörde handelt, ist zudem ein einfaches und übersichtliches Instrument wie BAAM® von Vorteil. Zudem werden die laut der Gemeinsamen Deutschen Arbeitsschutzstrategie wesentlichen Inhalte einer psychischen Gefährdungsbeurteilung (Arbeitsinhalt/Arbeitsaufgabe, Arbeitsorganisation, Soziale Beziehungen und Arbeitsumgebung) mit BAAM® erfüllt. Die Art der Auswertung der Ergebnisse sollte vom Steuerkreis vorab geklärt werden. Die Kosten wären bei einer internen Auswertung zwar geringer, dies ist jedoch mit einem hohen zeitlichen Aufwand verbunden. Außerdem sind externe Dienstleister unabhängig und bewirken bei Mitarbeitern oftmals mehr Vertrauen in die Anonymität. Ein weiterer Vorteil ist zudem, dass die moderierten Workshops die Mitarbeiter bei der Lösungsfindung bezüglich der Maßnahmen integrieren.

Der Fragebogen SPA war ebenfalls in der engeren Auswahl, wurde jedoch aufgrund des hohen Aufwands und der enormen Vorbereitung, inklusive Schulungen, nicht als geeignetes Instrument für die erste psychische Gefährdungsbeurteilung angesehen. Nichtsdestotrotz ist BAAM® zunächst nur ein vorgeschlagenes Instrument und muss vom Steuerungskreis genehmigt werden.

Eine transparente Kommunikation sollte von Beginn an gegeben sein, weshalb die Abteilungsleiter und Mitarbeiter in Besprechungen bzw. in der Personalversammlung informiert werden. Auch die Kommunikationskanäle E-Mail-Verteiler und Intranet können als angemessen angesehen werden. Wichtig ist auch eine einheitliche Verständigung über die Begriffe der psychischen Gefährdungsbeurteilung und sind Erläuterungen dazu.

Die Organisation und Koordination sollte von mindestens einer Person übernommen werden, dies erfolgt durch die Gesundheitspsychologin. Die Umsetzung und Überprüfung der Maßnahmen wird zusätzlich vom Personalrat übernommen. Weitere Abstimmungen und Aufgabenverteilungen werden im Steuerungskreis besprochen und festgelegt.

Bei der Durchführung des Analyseinstrumentes ist auf Anonymität zu achten und ein geeigneter Zeitraum zu wählen. Anschließend werden die Daten ausgewertet und die moderierten Workshops dienen der Erleichterung bei der Maßnahmenfindung, die durch den Steuerkreis erfolgt. Um Maßnahmen zu finden, wurde der Public Health Action Cycle von Habermann-Horstmeier (2019, S. 45) als Ansatz zur Prävention psychischer Belastungen am Arbeitsplatz gewählt. Dabei ergeben sich die Problemdefinitionen nicht nur aus der Gefährdungsbeurteilung und den Workshops, sondern es wird auch durch anonyme Meldungen von Mitarbeitern ein niedrigschwelliges Angebot geschaffen. Nach der Zielformulierung werden die Maßnahmen umgesetzt, gefolgt von einer Evaluation.

Eine psychische Gefährdungsbeurteilung erfordert eine gute Vorbereitung und Nachbereitung, weshalb die Einführung in ein Konzept als sinnvoll und notwendig erscheint. Dieses Konzept sollte von den verschiedenen Akteuren im Steuerungskreis anerkannt werden, denn nur bei einem Zusammenwirken und geschlossenem Vorgehen der verschiedenen Beteiligten kann das Konzept in der Verwaltungsbehörde umgesetzt werden. Deshalb erscheint es als unabdingbar, dass der Steuerungskreis von Beginn an in die verschiedenen Schritte des Prozesses einbezogen wird.

Auch die Kommunikation mit der gesamten Belegschaft ist ein wichtiger Indikator eines funktionierenden Konzeptes. Die psychische Gefährdungsbeurteilung kann nur funktionieren, wenn die Mitarbeiter in die Befragung mit einbezogen werden und eine gute Rücklaufquote der Fragebögen gewährleistet wird. Auch bei der Erarbeitung der Maßnahmen sollen die Beschäftigten bei den Workshops mit einbezogen werden, damit eine Partizipation der Mitarbeiter sichergestellt wird. Deshalb ist auch hier darauf zu achten, dass von Beginn an eine transparente und verständliche Kommunikation mit der Belegschaft erfolgt.

Durch die psychische Gefährdungsbeurteilung soll die Gesundheit der Mitarbeiter geschützt werden. Nicht zu vergessen ist aber auch, dass die Arbeitgeberseite der Verwaltungsbehörde davon profitiert, wenn sich der Krankenstand verringert und die Beschäftigten leistungsfähiger sind. Deshalb ist eine psychische Gefährdungsbeurteilung bei angemessener Durchführung eine Win-Win-Situation für alle Beteiligten.

Literaturverzeichnis

Berufsforschungs- und Beratungsinstitut für interdisziplinäre Technikgestaltung (Hrsg.).. *Fragebogenverfahren (BAAM). Beurteilung von Arbeitsinhalten, Arbeitsorganisation, Mitarbeiterführung und Sozialen Beziehungen.* Zugriff am 26.09.2020. Verfügbar unter https://www.bit-bochum.de/leistungen/instrumente/baam/

Berufsforschungs- und Beratungsinstitut für interdisziplinäre Technikgestaltung (Hrsg.). (2020). *Gefährdungsbeurteilung psychischer Belastungen unter Verwendung des Verfahrens BAAM®.* Bochum. Zugriff am 26.09.2020. Verfügbar unter https://www.bit-bochum.de/fileadmin/redaktion/downloads/Fragebogen/BAAM-Standardpraesentation.pdf

Berufsgenossenschaft für Gesundheitsdienst und Wohlfahrtspflege (Hrsg.). (2018). *Beurteilung von Arbeitsinhalten, Arbeitsorganisation, Mitarbeiterführung und sozialen Beziehungen (BAAM®).* Zugriff am 26.09.2020. Verfügbar unter https://www.bgw-online.de/DE/Arbeitssicherheit-Gesundheitsschutz/Grundlagen-Forschung/GPR-Medientypen/Downloads/Analyseinstrument-BAAM.pdf;jsessionid=BD86A95909C867534C2C96B48EE11BA7?__blob=publicationFile

Berufsgenossenschaft für Gesundheitsdienst und Wohlfahrtspflege (Hrsg.). (2020). *Screening psychische Arbeitsbelastung.* Hamburg. Zugriff am 26.09.2020. Verfügbar unter https://www.bgw-online.de/DE/Arbeitssicherheit-Gesundheitsschutz/Grundlagen-Forschung/GPR-Medientypen/Downloads/Analyseinstrument-SPA-P.pdf;jsessionid=BD86A95909C867534C2C96B48EE11BA7?__blob=publicationFile

Demerouti, E. & Nachreiner, F. (2019). Zum Arbeitsanforderungen-Arbeitsressourcen-Modell von Burnout und Arbeitsengagement – Stand der Forschung. *Zeitschrift für Arbeitswissenschaft, 73,* 119–130. https://doi.org/10.1007/s41449-018-0100-4

Eurofound. (2017). *Sixth European Working Conditions Survey. Overview report* (2017 update). Luxembourg: Publications Office of the European Union. Accessed 15.09.2020. Retrieved from https://www.eurofound.europa.eu/publications/report/2016/working-conditions/sixth-european-working-conditions-survey-overview-report

Fischer, S., Diedrich, L., Rössler, W. & Kleinlercher, K.-M. (2015). *Gesundheit im Unternehmen. Psychosoziale Ressourcen erhalten, Potenziale entwickeln* (1. Aufl.). Stuttgart: W. Kohlhammer.

Geschäftsstelle der Nationalen Arbeitsschutzkonferenz (Hrsg.). (2018). *Leitlinie Beratung und Überwachung bei psychischer Belastung am Arbeitsplatz. Für die Obersten Arbeitsschutzbehörden der Länder und die Präventionsleitungen der Unfallversicherungsträger.* Gemeinsame Deutsche Arbeitsschutzstrategie. Berlin. Zugriff am 18.09.2020. Verfügbar unter https://www.gda-portal.de/DE/Downloads/pdf/Leitlinie-Psych-Belastung.pdf?_blob=publicationFile&v=5

Habermann-Horstmeier, L. (2019). *Von der Betrieblichen Gesundheitsförderung zum Betrieblichen Gesundheitsmanagement. Kompakte Einführung und Prüfungsvorbereitung für alle interdisziplinären Studienfächer* (Kompaktreihe Gesundheitswissenschaften, 1. Aufl.). Bern: Hogrefe.

Hößler, U. & Striepling, I. (2020). Die Gefährdungsbeurteilung psychischer Belastungsfaktoren. In M. Simmel & W. Graßl (Hrsg.), *Betriebliches Gesundheitsmanagement mit System. Ein Praxisleitfaden für mittelständische Unternehmen* (1. Aufl., S. 51–56). Wiesbaden: Springer Fachmedien.

Kaminski, M. (2013). *Betriebliches Gesundheitsmanagement für die Praxis. Ein Leitfaden zur systematischen Umsetzung der DIN SPEC 91020.* Marburg: Springer Fachmedien. https://doi.org/10.1007/978-3-658-01274-8

Knieps, F. & Pfaff, H. (Hrsg.). (2019). *BKK Gesundheitsreport 2019.* Berlin: Medizinisch Wissenschaftliche Verlagsgesellschaft.

Lohmann-Haislah, A. & Schütte, M. (2012). *Stressreport Deutschland 2012. Psychische Anforderungen, Ressourcen und Befinden.* Dortmund: Bundesanstalt für Arbeitsschutz und Arbeitsmedizin. Verfügbar unter http://www.baua.de/de/Publikationen/Fachbeitraege/Gd68.pdf?__blob=publicationFile&v=5

Metz, A.-M. & Rothe, H.-J. (2017). *Screening psychischer Arbeitsbelastung. Ein Verfahren zur Gefährdungsbeurteilung.* Wiesbaden: Springer. https://doi.org/10.1007/978-3-658-12572-1

Metz, A.-M. & Rothe, H.-J. (2020). *SPA - Screening psychischer Arbeitsbelastung. Manual* (SpringerTests, 1. Aufl.). Berlin: Springer. https://doi.org/10.1007/978-3-662-59538-1

Müller, A. (2020). Klassiker der betrieblichen Gesundheitsförderung. In M. Simmel & W. Graßl (Hrsg.), *Betriebliches Gesundheitsmanagement mit System. Ein Praxisleitfaden für mittelständische Unternehmen* (1. Aufl., S. 115–121). Wiesbaden: Springer Fachmedien.

Neuner, R. (2019). *Psychische Gesundheit bei der Arbeit. Gefährdungsbeurteilung und Betriebliches Gesundheitsmanagement* (3. Aufl.). Wiesbaden: Springer Fachmedien. https://doi.org/10.1007/978-3-658-23961-9

Paridon, H.. *iga.Report 31. Psychische Belastung in der Arbeitswelt.* Eine Literaturanalyse zu Zusammenhängen mit Gesundheit und Leistung (Initiative Gesundheit und Arbeit, iga, Hrsg.). 2016. Zugriff am 28.09.2020. Verfügbar unter https://www.iga-info.de/veroeffentlichungen/igareporte/igareport-32/

Schleicher, R. (30.09.2020). *Frage zu Fragebogen BAAM®* (Telefonat).

Schüz, B. & Möller, A. (2006). Prävention. In B. Renneberg & P. Hammelstein (Hrsg.), *Gesundheitspsychologie* (Springer-Lehrbuch, S. 143–155). Heidelberg: Springer.

Techniker Krankenkasse (Hrsg.). (2020). *Gesundheitsreport 2020. Arbeitsunfähigkeiten.* Hamburg. Zugriff am 15.09.2020. Verfügbar unter https://www.tk.de/resource/blob/2081662/6382c77f2ecb10cc0ae040de07c6807f/gesundheitsreport-au-2020-data.pdf

Treier, M. (2019). *Gefährdungsbeurteilung psychischer Belastungen. Begründung, Instrumente, Umsetzung* (essentials, 2. Aufl.). Wiesbaden: Springer Fachmedien. https://doi.org/10.1007/978-3-658-23293-1

Uhle, T. & Treier, M. (2019). *Betriebliches Gesundheitsmanagement. Gesundheitsförderung in der Arbeitswelt - Mitarbeiter einbinden, Prozesse gestalten, Erfolge messen* (4. Aufl.). Wiesbaden: Springer. https://doi.org/10.1007/978-3-658-25410-0